DIABETIKER-KOCHBUCH FÜR ANFÄNGER

Ein Leitfaden zur Behandlung von Diabetes mit schnellen, einfachen, köstlichen und gesunden Rezepten

Dr. Kanisha T. Greer

Inhaltsverzeichnis

Um eine diabetikerfreundliche Küche aufzubauen, müssen Sie sich mit vollwertigen, nährstoffreichen Lebensmitteln wie Obst, Gemüse und Vollkornprodukten eindecken. Priorisieren Sie magere Proteine, gesunde Fette und Kohlenhydrate mit niedrigem glykämischen Index. Verwenden Sie

EINFÜHRUNG

Willkommen beim „Diabetiker-Kochbuch für Einsteiger. In diesem aufschlussreichen Buch begeben wir uns auf die Suche nach der Entmystifizierung von Diabetes und gehen dabei über die gängige Vorstellung hinaus, dass es sich dabei um eine einfache medizinische Krankheit handelt. Unser Ziel ist klar: Einzelpersonen mit den Informationen und Ressourcen auszustatten, die sie benötigen, um Diabetes nicht nur zu bewältigen, sondern durch die transformative Kraft der Ernährung erfolgreich zu sein.

Während wir uns mit den Nuancen von Diabetes befassen, decken wir seine Auswirkungen auf die Gesundheit auf und blicken über die Oberfläche hinaus, um das miteinander verbundene Geflecht von Faktoren zu erforschen, die seine Entwicklung und seinen Verlauf beeinflussen. Dieses Buch ist mehr als eine Zusammenstellung von Rezepten; es handelt sich um einen ganzheitlichen Ansatz zum Thema Diabetes, der darauf abzielt, den Lesern ein umfassendes Verständnis der Erkrankung zu vermitteln. Wir sind fest davon überzeugt, dass Lebensmittel eine wirksame Medizin sein können und mit der richtigen Ausrichtung ein Eckpfeiler für die Vorbeugung und Kontrolle von Diabetes werden können.

Also, ob Sie ein Anfänger sind, ob in der Küche oder als erfahrener Koch, nehmen Sie an diesem gastronomischen und lehrreichen Erlebnis teil. Nehmen wir einen Lebensstil an, der nicht nur den Körper nährt, sondern auch ein Gefühl des Wohlbefindens, der Widerstandskraft und der Stärke im Angesicht von Diabetes schafft.

KAPITEL 1: DIABETES

Diabetes ist eine chronische Stoffwechselerkrankung, die durch einen erhöhten Blutzuckerspiegel gekennzeichnet ist, der darauf zurückzuführen ist, dass der Körper nicht in der Lage ist, Insulin herzustellen oder effizient zu nutzen. Insulin, ein von der Bauchspeicheldrüse produziertes Hormon, spielt eine entscheidende Rolle bei der Kontrolle des Blutzuckerspiegels und der Förderung der Aufnahme von Zucker in die Zellen zur Energiegewinnung.

Es gibt zwei Grundformen von Diabetes: Typ 1 und Typ 2. Typ-1-Diabetes ist eine Autoimmunerkrankung, bei der das Immunsystem fälschlicherweise die insulinproduzierenden Betazellen in der Bauchspeicheldrüse angreift und zerstört. Dies führt zu einem Insulinmangel, der eine externe Insulinbehandlung erforderlich macht.

Umgekehrt geht es bei Typ-2-Diabetes um eine Insulinresistenz, bei der die Körperzellen weniger empfänglich für Insulin sind. Die Bauchspeicheldrüse kann zwar Insulin produzieren, dieses reicht jedoch nicht aus, um diesen Widerstand zu überwinden, was zu einem Anstieg des Blutzuckerspiegels führt. Typ-2-Diabetes wird häufig durch erbliche Faktoren, Lebensstil, Entscheidungen und Gewicht beeinflusst.

Beide Arten von Diabetes stellen erhebliche Gesundheitsrisiken dar, wenn sie nicht angemessen kontrolliert werden. Zu den Komplikationen können Herz-Kreislauf-Beschwerden, Nierenschäden, Sehstörungen und Nervenschäden gehören. Das Verständnis dieser Unterschiede ist für eine optimale Behandlung von entscheidender Bedeutung und hilft Einzelpersonen, fundierte Entscheidungen für ihren Lebensstil zu treffen, um die Auswirkungen von Diabetes auf ihre Gesundheit zu verringern.

Wie Insulin wirkt

Insulin ist ein entscheidendes Hormon, das den komplizierten Tanz des Glukose-Managements im menschlichen

Körper orchestriert. Insulin wird von der Bauchspeicheldrüse produziert und ist ein wichtiger Faktor bei der Regulierung des Blutzuckerspiegels. Wenn wir Nahrung, insbesondere Kohlenhydrate, zu uns nehmen, zerlegt das Verdauungssystem diese Bestandteile in Glukose, eine Zuckerart, die als primäre Energiequelle dient.

Insulin fungiert als Schlüssel, der Zellen aufschließt und ihnen ermöglicht, Glukose aus dem Blutkreislauf aufzunehmen. Stellen Sie sich Zellen als Häuser und Insulin als den Schlüssel vor, der die Türen öffnet, Glukose eindringen lässt und Energie für zahlreiche Körperprozesse liefert. Dieses Verfahren ist für die Aufrechterhaltung des empfindlichen Gleichgewichts des

Blutzuckerspiegels von entscheidender Bedeutung.

Neben der Unterstützung der Glukoseaufnahme spielt Insulin auch eine entscheidende Funktion bei der Speicherung überschüssiger Glukose. Wenn der Blutzuckerspiegel erhöht ist, weist Insulin die Leber an, die überschüssige Glukose in Glykogen, eine Speicherform von Energie, umzuwandeln. Dieses Glykogen kann freigesetzt werden, wenn zwischen den Mahlzeiten oder bei körperlicher Anstrengung Energie benötigt wird.

Das empfindliche Zusammenspiel von Insulin und Glukose ist ein fein abgestimmter Prozess, der dafür sorgt, dass die Zellen die Energie erhalten, die sie für eine optimale Leistung benötigen. Störungen dieses Mechanismus, wie sie bei Krankheiten wie Diabetes auftreten, können schwerwiegende Auswirkungen auf die allgemeine Gesundheit haben. Dies unterstreicht die entscheidende Notwendigkeit, zu verstehen, wie Insulin im Körper wirkt.

ROLLE DER ERNÄHRUNG

Die Bedeutung der Ernährung ist bei der Behandlung von Diabetes von entscheidender Bedeutung und spielt eine entscheidende Rolle bei der Kontrolle des Blutzuckerspiegels und des allgemeinen Wohlbefindens. Hier sind die wesentlichen Bestandteile der Funktion der Ernährung bei Diabetes:

1. Blutzuckerkontrolle:

Kohlenhydratmanagement: Die Überwachung und Steuerung des Kohlenhydratverbrauchs ist von entscheidender Bedeutung. Die Wahl komplexer Kohlenhydrate mit einem niedrigen glykämischen Index hilft, einen plötzlichen Anstieg des Blutzuckerspiegels zu verhindern.

Zeitpunkt der Mahlzeiten:

Eine konsequente zeitliche und zeitliche Abfolge der Mahlzeiten kann dazu beitragen, den Blutzuckerspiegel den ganzen Tag über stabil zu halten.

2. Ausgewogene Ernährung:

Proteinaufnahme:

Die Einbeziehung magerer Proteinquellen fördert das Sättigungsgefühl, erhält die Muskel-Gesundheit und kann den Einfluss von Kohlenhydraten auf den Blutzucker verringern.

Gesunde Fette:

Die Einbeziehung gesunder Fettquellen wie Avocados, Mandeln und Olivenöl kann zu einer ausgewogenen Ernährung beitragen.

3. Portionskontrolle:

Die richtige Portion Verteilung ist wichtig,

um eine übermäßige Aufnahme von Kalorien und Kohlenhydraten zu verhindern.

4. Nährstoffdichte:

Durch die Betonung nährstoffreicher Lebensmittel wie Obst, Gemüse, Vollkornprodukte und mageres Eiweiß wird sichergestellt, dass die Mahlzeiten die notwendigen Vitamine und Mineralien ohne übermäßige Kalorien liefern.

5. Ballaststoffaufnahme:

Die Aufnahme ballaststoffreicher Lebensmittel verbessert die Verdauung Gesundheit und trägt zur Senkung des Blutzuckerspiegels bei. Zu den ballaststoffreichen Lebensmitteln gehören

Vollkornprodukte, Hülsenfrüchte, Obst und Gemüse.

6. Flüssigkeitszufuhr:

Eine ausreichende Flüssigkeitszufuhr ist für die allgemeine Gesundheit von entscheidender Bedeutung und kann dazu beitragen, Dehydrierung vorzubeugen, ein mögliches Problem für Diabetiker.

7. Maßgeschneiderte Ansätze:

Ernährungspläne sollten auf Kriterien wie Alter, Gewicht, körperliche Aktivität und andere Gesundheitsprobleme zugeschnitten werden.

8. Regelmäßige Messung:

Die regelmäßige Messung des Blutzuckerspiegels vor und nach den Mahlzeiten hilft dem Einzelnen zu verstehen, wie sich verschiedene Lebensmittel auf seinen Körper auswirken, und ermöglicht eine rechtzeitige Anpassung der Ernährungsgewohnheiten.

9. Wissens- und Lebensstiländerungen:

Ernährungswissen hilft Diabetikern. Für eine langfristige Behandlung ist es von entscheidender Bedeutung, den Einfluss der Lebensmittelauswahl zu verstehen und nachhaltige Änderungen des Lebensstils vorzunehmen.

10. Zusammenarbeit mit medizinischem Fachpersonal:

Durch die Zusammenarbeit mit Gesundheitsdienstleistern, insbesondere Diätassistenten oder Ernährungsberatern, wird sichergestellt, dass Ernährungspläne den individuellen Gesundheits Bedürfnissen entsprechen und andere Bereiche der Diabetesbehandlung, einschließlich Medikamente, ergänzen.

Im Wesentlichen ist ein ausgewogener und maßgeschneiderter Ernährungsplan ein Grundpfeiler der Diabeteskontrolle. Es trägt nicht nur zur Regulierung des Blutzuckerspiegels bei, sondern verbessert auch die allgemeine Gesundheit, das

Einbeziehung körperlicher Aktivitäten

Die Einbeziehung körperlicher Bewegung ist ein Eckpfeiler bei der Behandlung von Diabetes und bietet mehrere Vorteile, die sich positiv auf die allgemeine Gesundheit auswirken. Regelmäßige Bewegung fördert die Insulinsensitivität, wodurch die Zellen Glukose effizienter aufnehmen können und die Abhängigkeit von Insulin zur Blutzuckerkontrolle verringert wird. Dieser Effekt ist besonders wichtig für Personen mit Typ-2-Diabetes, da die Insulinresistenz ein weit verbreitetes Grundproblem darstellt.

Darüber hinaus trägt körperliche Aktivität zur Gewichtskontrolle bei, einem weiteren wichtigen Bestandteil der Diabetes-Therapie. Regelmäßige Bewegung hilft dabei, das Körpergewicht zu kontrollieren und das viszerale Fett zu senken, was in direktem Zusammenhang mit Insulinresistenz und einem erhöhten Diabetesrisiko steht.

Aerobic-Übungen wie Gehen, Laufen oder Radfahren fördern die Herz-Kreislauf-Gesundheit und tragen zur Aufrechterhaltung eines gesunden Blutdrucks bei. Krafttraining steigert die Muskelmasse und führt zu einer besseren Glukoseverwertung. Beide Trainingsformen dienen der Regulierung des

Blutzuckerspiegels und der Senkung des HbA1c-Spiegels.

Darüber hinaus bietet regelmäßige körperliche Aktivität Vorteile, die über die glykämische Kontrolle hinausgehen, einschließlich Stressreduzierung und verbessertem geistigen Wohlbefinden. Es fördert die allgemeine Fitness, verringert das Risiko von Herz-Kreislauf-Problemen und fördert das Gefühl der Selbstbestimmung und Widerstandsfähigkeit bei Diabetikern.

Es ist wichtig, die Trainingsroutinen an das individuelle Fitnessniveau und die Gesundheitsprobleme anzupassen. Die Beratung durch medizinisches Fachpersonal garantiert ein sicheres und erfolgreiches Fitnessprogramm, das mit den Zielen des

Diabetes-Managements übereinstimmt und die ganzheitlichen Vorteile eines körperlich aktiven Lebensstils hervorhebt.

BAU EINER DIABETIKER-FREUNDLICHEN KÜCHE

Um eine diabetikerfreundliche Küche aufzubauen, müssen Sie sich mit vollwertigen, nährstoffreichen Lebensmitteln wie Obst, Gemüse und Vollkornprodukten eindecken. Priorisieren Sie magere Proteine, gesunde Fette und Kohlenhydrate mit niedrigem glykämischen Index. Verwenden Sie Kochmethoden, die

die Nährstoffe erhalten, minimieren Sie den Zusatz von Süßigkeiten und Fertiggerichten und investieren Sie in Tools zur Partitionsverwaltung. Schaffen Sie eine Umgebung, die ausgewogene, blutzucker freundliche Mahlzeiten fördert.

Unentbehrliche Zutaten für die Diabetikerküche

Wesentliche Bestandteile der Diabetikerküche sind nährstoffreiche, vollständige Mahlzeiten, die die Blutzuckerkontrolle und das allgemeine Wohlbefinden unterstützen.

1. Vollkorn: Entscheiden Sie sich für gesundes Getreide wie Quinoa, braunen Reis und Hafer. Diese liefern Ballaststoffe und ermöglichen eine langsamere Verdauung und einen stabilen Blutzuckerspiegel.

2. Magere Proteine: Schließen Sie Quellen wie Geflügel, Fisch, Tofu und Linsen ein. Protein hilft, das Sättigungsgefühl aufrechtzuerhalten und die Muskel-Gesundheit zu erhalten.

3. Buntes Gemüse: Fügen Sie verschiedene bunte Gemüsesorten hinzu, um ein Spektrum an Nährstoffen zu erhalten. Nicht stärkehaltige Lebensmittel wie Blattgemüse, Brokkoli und Paprika sind eine wunderbare Wahl.

4. Gesunde Fette: Wählen Sie Quellen wie Avocados, Mandeln, Samen und Olivenöl.

Diese liefern herzgesunde Fette, ohne den Blutzucker zu erhöhen.

5. Früchte mit niedrigem glykämischen Index: Entscheiden Sie sich für Früchte mit einem niedrigen glykämischen Index, wie Beeren, Kirschen und Äpfel. Diese Früchte geben Glukose langsamer ab.

6. Kräuter und Gewürze: Verbessern Sie den Geschmack ohne Zucker- oder Natrium Zusatz mit Kräutern und Gewürzen wie Zimt, Kurkuma und Knoblauch.

7. Fettarme Milchprodukte: Wählen Sie fettarme oder fettfreie Milchprodukte für Kalzium und Eiweiß ohne zusätzliche gesättigte Fettsäuren.

8. Vollwert Süßstoffe: Verwenden Sie bei Bedarf natürliche Süßstoffe wie Stevia oder Mönch Früchte anstelle von verarbeitetem Zucker sparsam.

9.   Ballaststoffreiche   Lebensmittel: Ballaststoffreiche Lebensmittel wie Hülsenfrüchte und ballaststoffreiches Gemüse helfen, den Blutzuckerspiegel zu kontrollieren und die Verdauung Gesundheit zu verbessern.

Durch die Konzentration auf diese grundlegenden Zutaten können Einzelpersonen ausgewogene, herzhafte Mahlzeiten zubereiten, die den Zielen der Diabetes-Behandlung entsprechen, und so die Grundlage für eine zufriedenstellende und angenehme diabetikerfreundliche Ernährung schaffen.

Gesunde Küchentechniken

1. Grillen und Braten: Entscheiden Sie sich für Grillen oder Braten, um den natürlichen Geschmack ohne unnötige Fett Zusätze hervorzuheben. Dieser Ansatz karamellisiert Gemüse und Proteine und steigert so den Geschmack, ohne den Nährstoffgehalt zu verringern.

2. Dämpfen: Durch das Dämpfen bleiben Nährstoffe erhalten und der Bedarf an zusätzlichen Fetten wird minimiert. Es eignet sich perfekt zum Garen von Gemüse, Meeresfrüchten und Geflügel und behält dabei ihre ursprünglichen Eigenschaften.

3. Anbraten mit gesunden Ölen:
Verwenden Sie zum Anbraten herzgesunde Öle wie Olivenöl. Dieser Ansatz gart Gemüse und Proteine schnell und verleiht gleichzeitig Aromen ohne übermäßige Kalorien.

4. Backen und Grillen: Backen und Grillen erfordern nur minimale zusätzliche Lipide. Wählen Sie diese Methoden für die Zubereitung von magerem Eiweiß, Gemüse und Vollkornprodukten.

5. Wilderei: Beim Pochieren werden Lebensmittel in Flüssigkeit gekocht, wobei die Weichheit erhalten bleibt, ohne dass Lipide hinzugefügt werden. Es eignet sich für Proteine wie Fisch oder Geflügel.

6. Pfannenrühren mit Gemüse: Durch das Braten mit minimalem Ölgehalt wird Gemüse schnell gegart, wobei seine Nährwerte und die schönen Farben erhalten bleiben. Wählen Sie buntes, nicht stärkehaltiges Gemüse, um die Gesundheit zu verbessern.

7. Verwendung von Kräutern und Gewürzen: Würzen Sie Lebensmittel mit Kräutern und Gewürzen statt mit überschüssigem Salz, Zucker oder schädlichen Gewürzen. Dies bietet Reichhaltigkeit, ohne die Ernährungsziele zu beeinträchtigen.

8. Portionskontrolle: Achten Sie auf die Portionsgrößen, um die Kalorienaufnahme zu begrenzen. Kleinere Portionen tragen dazu bei, ein gesundes Gewicht zu halten, ein wichtiger Aspekt der Diabetes-Behandlung.

Durch die Einbeziehung dieser Ansätze können Einzelpersonen köstliche, genussvolle Mahlzeiten zubereiten, die den Ernährungsempfehlungen für Diabetes entsprechen und so die allgemeine Gesundheit und das Wohlbefinden unterstützen.

KAPITEL 2: ESSENSPLÄNE

Tag 1:

Frühstück: Rührei mit Spinat und
Vollkorntoast.

Mittagessen: Hühnerfilet (gegrillt) und
Vinaigrette mit gemischtem Grün.

Abendessen: Gebackener Lachs mit Quinoa
und gedämpfter Broccoli.

Tag 2:

Frühstück: Griechischer Joghurt mit
Beeren
und u.a. mit Mandeln bestreuen.

Mittagessen: Gemüsepfanne mit braunem Reis und Truthahn.

Abendessen: Linsensuppe mit einer Beilage geröstet: Der Rosenkohl.

Tag 3:

Frühstück: Haferflocken mit geschnittenen Erdbeeren und Walnüsse.

Mittagessen: Kichererbsen-Gemüse-Wrap mit Vollkorn-Tortilla.

Abendessen: Gegrillte Garnelen mit Quinoa und sautiertem Spargel.

Tag 4:

Frühstück: Hüttenkäse mit Ananas
Brocken.

Mittagessen: Quinoa-Salat mit schwarzen
Bohnen, Mais, Tomaten und
Avocado.

Abendessen: Hähnchenschenkel (gebacken)
mit Grün Bohnen und
Süßkartoffelspalten.

Tag 5:

Frühstück: Vollkorn-Englisch-Muffin mit
Banane und Erdnussbutter.

Mittagessen: Tofu und Gemüse Curry mit

Blumenkohl Reis.

Abendessen: Kabeljau mit
Zitronen-Dill-Sauce, serviert mit
gedünstetem Brokkoli.

Tag 6:

Frühstück: Chia-Samen-Pudding mit
ungesüßte Mandelmilch und Beeren.

Mittagessen: Spinat-Feta-Omelett mit
Beilage Kirschtomaten.

Abendessen: Puten-Chili mit schwarzen
Bohnen und Beilagensalat.

Tag 7:

Frühstück: Avocado und pochiertes Ei dazu Vollkorntoast.

Mittagessen: Schüssel mit gegrilltem Gemüse und Quinoa mit einem Schuss Balsamico-Vinaigrette.

Abendessen: Gebratener Tofu mit Brokkoli und brauner Reis.

Tag 8:

Frühstück: Räucherlachs und Sahne Käse Wrap mit Vollkorn-Tortilla.

Mittagessen: Mediterraner Kichererbsensalat mit Gurke, Tomate und Feta.

Abendessen: Gebackene Süßkartoffel mit schwarzen Bohnen und Mais Salsa.

Tag 9:

Frühstück: Bananen- und Mandelbutter Smoothie mit ungesüßten Mandeln Milch.

Mittagessen: Truthahn- und Avocado Salat-Wraps mit einer Beilage Babykarotten.

Abendessen: Gegrilltes Hähnchen mit Quinoa und Gebratener Rosenkohl.

Tag 10:

Frühstück: Griechischer Joghurt, Vollkorn
Waffeln und frische Beeren.

Mittagessen: Linsen-Gemüse-Suppe mit
Gemischtem Grün an der Seite.

Abendessen: Garnelen und Brokkoli unter
Rühren anbraten brauner Reis.

Tag 11:

Frühstück: Spinat-Tomaten-Frittata mit a
Seite der geschnittenen Melone.

Mittagessen: Salat (Caprese) mit
Mozzarella, Tomaten und
Basilikum.

Abendessen: Gebackener Kabeljau mit
Zitrone und Kräutern,
mit Spargel serviert.

Tag 12:

Frühstück: Blaubeer-Mandel-Smoothie
mit ungesüßter Mandelmilch.

Mittagessen: Mit Quinoa gefüllte Paprika
mit Magerer Truthahn.

Abendessen: Gegrillte Gemüsespieße mit
Tofu und eine Beilage Quinoa.

Tag 13:

Frühstück: Müsli und gemischte Beeren mit

Perfekter griechischer Joghurt.

Mittagessen: Hühnchen-Caesar-Salat mit

Römersalat, Salat und Kirschtomaten.

Abendessen: Gebackene Hähnchenbrust mit

Süßem Kartoffelecken und

grüne Bohnen.

Tag 14:

Frühstück: Omelett mit Pilzen,

Spinat und Fetakäse.

Mittagessen: Salat mit schwarzen Bohnen

und Mais

Avocado-Limetten-Dressing.

Abendessen: Puten- und Gemüsespieße mit
a Beilage Couscous.

Denken Sie daran, die Portionsgrößen im Auge zu behalten, ausreichend Flüssigkeit zu sich zu nehmen und auf eine ausgewogene Ernährung zu achten. Passen Sie den Speiseplan an Ihre individuellen Vorlieben an und wenden Sie sich für eine individuelle Beratung an einen Arzt.

KAPITEL 3: REZEPTE

Diabetikerfreundliches Frühstück:

Gemüse- und Eier-Muffinförmchen:

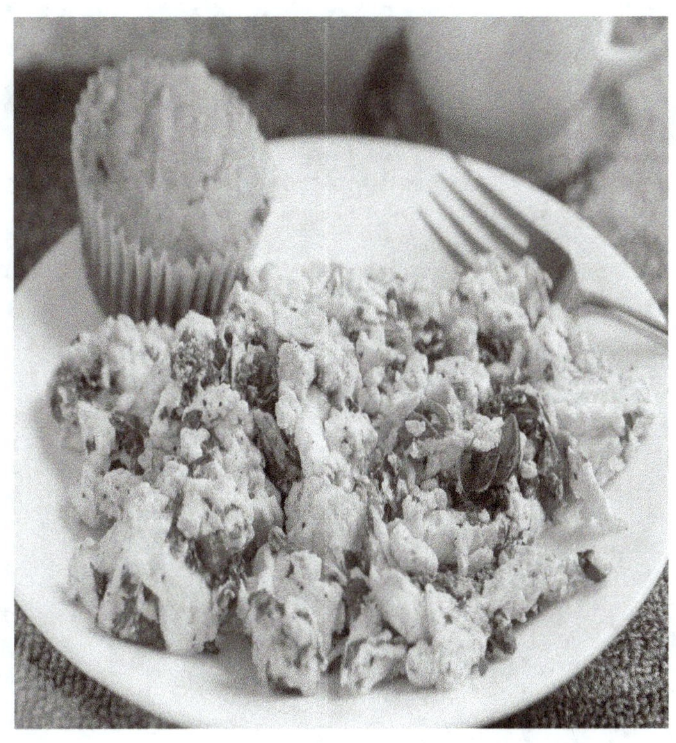

Zutaten:

4 große Eier

1/2 Tasse gehackte Paprika

1/2 Tasse gehackte Tomaten

1/4 Tasse gewürfelte Zwiebeln

Salz und Pfeffer nach Geschmack

Anweisungen:

1. Heizen Sie den Backofen auf 375 °F (190
) vor.

2. In einer Schüssel Eier vermischen und

Gewürfelt hinzugefügtes Gemüse.

3. Mit Salz und Pfeffer würzen.

4. Gießen Sie die Mischung in gefettete
   Muffins Tassen.

5. 15–20 Minuten backen oder bis die Eier
   Der Satz ist fertig.

Ernährungswerte (ungefähr):

Kalorien: Etwa 150 Kalorien

Protein: Ungefähr 12 g

Fett: Etwa 8 g

Kohlenhydrate: Etwa 6 g

Ballaststoffe: Ungefähr 1,5 g

Kochzeit: 20 Minuten.

Griechischer Joghurt und Beeren Parfait:

Zutaten:

1 Tasse griechischer Joghurt (ungesüßt)

1/2 Tasse gemischte verschiedene Beeren (Erdbeeren, Blaubeeren, Himbeeren)

2 Teelöffel gehackte Nüsse

Spritzer Honig (optional)

Anweisungen:

1. In ein Glas eine Schicht griechischen

Joghurt geben und mischen Beeren und gehackte Mandeln.

2. Optional mit Honig bestreuen.

Ernährungswerte (ungefähr):

Kalorien: Etwa 250 Kalorien

Protein: Ungefähr 18 g

Fett: Etwa 10 g

Kohlenhydrate: Etwa 20 g

Ballaststoffe: Ungefähr 4 g

Kochzeit:5 Minuten.

Quinoa-Frühstück Bowl:

Zutaten:

1/2 Tasse gekochte Quinoa

1/4 Tasse ungesüßte Mandelmilch

1 Esslöffel Chiasamen

Geschnittene Banane und eine Prise Zimt

Anweisungen:

1. Gekochtes Quinoa mit Mandelmilch und
   Chiasamen vermischen.

2. Mit Bananenscheiben und einer Prise
   Zimt belegen.

Ernährungswerte (ungefähr):

Kalorien: Etwa 200 Kalorien

Protein: Ungefähr 6g

Fett: Ungefähr 8g

Kohlenhydrate: Etwa 30 g

Ballaststoffe: Ungefähr 6 g

Kochzeit:10 Minuten.

Spinat-Feta-Omelett:

Zutaten:

2 große Eier

Eine Handvoll frischer Spinat

2 Esslöffel zerbröckelter Feta-Käse

1 Teelöffel Olivenöl

Salz und Pfeffer nach Geschmack

Anweisungen:

1. In einer Pfanne frischen Spinat in
   Olivenöl anbraten, bis es verwelkt ist.

2. Eier verquirlen und über den Spinat
   gießen.

3. Streuen Sie zerbröseltes Feta darüber.

4. Kochen, bis die Eier fest sind. Mit Salz
   und Pfeffer.

Ernährungswerte (ungefähr):

Kalorien: Etwa 250 Kalorien

Protein: Ungefähr 15 g

Fett: Etwa 15 g

Kohlenhydrate: Etwa 5 g

Ballaststoffe: Ungefähr 2 g

Kochzeit: 10 Minuten.

Chia-Samen-Pudding mit Mandelmilch:

Zutaten:

2 Teelöffel Chiasamen

1/2 Tasse ungesüßte Mandelmilch

1/2 Teelöffel Vanilleextrakt

Geschnittene Erdbeeren zum Garnieren

Anweisungen:

1. Chiasamen, Mandelmilch und Vanille
   vermischen Wesen.

2. Mindestens 2 Stunden im Kühlschrank
   lagern bzw über Nacht.

3. Mit geschnittenen Erdbeeren belegen.

Ernährungswerte(ungefähr):

Kalorien: Etwa 180 Kalorien

Protein: Ungefähr 6g

Fett: Ungefähr 8g

Kohlenhydrate: Etwa 20 g

Ballaststoffe: Ungefähr 10 g

Kochzeit: 5 Minuten (plus Kühlzeit).

Vollkorntoast mit Avocado und pochiertem Ei:

Zutaten:

1 Scheibe Vollkornbrot

1/2 Avocado, püriert

1 pochiertes Ei

Salz und Pfeffer nach Geschmack

Anweisungen:

1. Toasten Sie das Vollkornbrot.

2. Das Avocadopüree darauf verteilen.

3. Ein pochiertes Ei auf die Avocado legen.

4. Mit Salz und Pfeffer würzen.

Ernährungswerte (ungefähr):

Kalorien: Etwa 250 Kalorien

Protein: Ungefähr 12 g

Fett: Etwa 15 g

Kohlenhydrate: Etwa 20 g

Ballaststoffe: Ungefähr 5 g

Kochzeit: 10 Minuten.

Smoothie Bowl mit Beeren und Mandelbutter:

Zutaten:

1/2 Tasse gemischte Beeren (gefroren oder frisch)

1/2 Banane

1/2 Tasse ungesüßte Mandelmilch

1 Esslöffel Mandelbutter

Belag: gehobelte Mandeln, Chiasamen

Anweisungen:

1. Beeren, Banane, Mandelmilch usw.

vermischen, Mandel Butter glatt rühren.

2. In eine Schüssel umfüllen und Toppings
hinzufügen.

Ernährungswerte (ungefähr):

Kalorien: Etwa 300 Kalorien

Protein: Ungefähr 8 g

Fett: Etwa 15 g

Kohlenhydrate: Etwa 30 g

Ballaststoffe: Ungefähr 7 g

Kochzeit: 5 Minuten.

Vollkornpfannkuchen mit zuckerfreiem Sirup:

Zutaten:

1/2 Tasse Vollkorn-Pfannkuchen Mischung

1/3 Tasse Wasser

Zuckerfreier Sirup zum Beträufeln

Anweisungen:

1. Pfannkuchenmischung mit Wasser
   vermischen.

2. Auf einer Grillplatte braten, bis es braun
   ist.

3. Mit zuckerfreiem Sirup beträufeln.

Ernährungswerte (ungefähr):

Kalorien: Etwa 250 Kalorien

Protein: Ungefähr 8 g

Fett: Etwa 5 g

Kohlenhydrate: Etwa 45 g

Ballaststoffe: Ungefähr 6 g

Kochzeit: 15 Minuten.

Haferflocken mit gehobelten Mandeln und Beeren:

Zutaten:

1/2 Tasse Haferflocken

1 Tasse ungesüßte Mandelmilch

1 Esslöffel gehobelte Mandeln

Eine Handvoll verschiedene Beeren

Anweisungen:

1. Haferflocken in Mandelmilch kochen.

2. Mit gehobelten Mandeln belegen und
   vermischen Beeren.

Ernährungswerte (ungefähr):

Kalorien: Etwa 250 Kalorien

Protein: Ungefähr 8 g

Fett: Etwa 10 g

Kohlenhydrate: Etwa 35 g

Ballaststoffe: Ungefähr 7 g

Kochzeit: 10 Minuten.

Vollkorn-Englisch-Muffin mit geräuchertem Truthahn und Schweizer Käse:

Zutaten:

1 englischer Vollkornmuffin

2 Scheiben geräucherter Truthahn

1 Scheibe Schweizer Käse

Anweisungen:

1. Toasten Sie den englischen
   Vollkorn Muffel.

2. Mit geräuchertem Truthahn und
   Schweizer Käse belegen Käse.

3. Im Toaster oder in der Mikrowelle
   schmelzen ein warmes Sandwich.

Ernährungswerte (ungefähr):

Kalorien: Etwa 300 Kalorien

Protein: Ungefähr 20 g

Fett: Etwa 12 g

Kohlenhydrate: Etwa 25 g

Ballaststoffe: Ungefähr 4 g

Kochzeit: 5 Minuten

.

DIABETIKER-FREUNDLICHES MITTAGESSEN

Salat mit gegrillten Hühnchen:

Zutaten:

4 Unzen gegrillte Hähnchenbrust

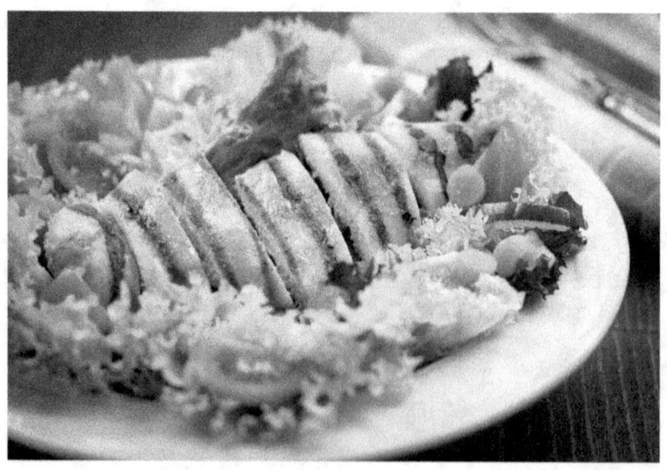

Gemischter Salat

Kirschtomaten

Gurkenscheiben

Balsamico-Vinaigrette-Dressing (fettarm)

Anweisungen:

1. Hähnchen grillen, bis es fertig ist.

2. Salatblätter, Tomaten usw. vermengen
   Gurke.

3. Gegrilltes Hähnchen in Scheiben
   schneiden und darauf anrichten.

4. Mit Balsamico-Vinaigrette beträufeln.

Ernährungswerte (ungefähr):

Kalorien: Etwa 300 Kalorien

Protein: Ungefähr 25 g

Fett: Etwa 10 g

Kohlenhydrate: Etwa 20 g Ballaststoffe; etwa 5 g

Kochzeit: 15 Minuten.

Schüssel mit Quinoa und schwarzen Bohnen:

Zutaten:

1/2 Tasse gekochte Quinoa

1/2 Tasse schwarze Bohnen (aus der Dose, abgetropft)

Geschnittene Paprika

Avocadoscheiben

Limettensaft zum Dressing

Anweisungen:

1. Quinoa, schwarze Bohnen und Bohnen
   vermischen Pfeffer.

2. Mit Avocadoscheiben belegen.

3. Mit Limettensaft beträufeln.

Ernährungswerte (ungefähr):

Kalorien: Etwa 350 Kalorien

Protein: Ungefähr 15 g

Fett: Etwa 12 g

Kohlenhydrate: Etwa 45 g

Ballaststoffe: Ungefähr 12 g

Vorbereitungszeit: 20 Minuten.

Lachs- und Spargel Folienpaket:

Zutaten:

4 Unzen Lachsfilet

Spargelstangen

Zitronenscheiben

Olivenöl

Dill und Knoblauch (optional)

Anweisungen:

1. Legen Sie den Fisch auf eine Folie.

2. Spargel, Zitronenscheiben und Gewürze
   hinzufügen.

3. Zu einem Bündel falten und
   backen/grillen Erledigt.

Ernährungswerte (ungefähr):
Kalorien:

Etwa 250 Kalorien
Protein: Ungefähr 20 g
Fett: Etwa 15 g
Kohlenhydrate: Etwa 10 g

Ballaststoffe: Ungefähr 4 g

Kochzeit: 20 Minuten.

Gemüsepfanne mit Tofu:

Zutaten:

1 Tasse Tofuwürfel

Gemischtes gebratenes Gemüse (Brokkoli, Paprika, Erbsen)

Natriumarme Sojasauce

Ingwer und Knoblauch für den Geschmack

Anweisungen:

1. Tofu goldbraun anbraten.

2. Gemischtes Gemüse hinzufügen und unter
   Rühren anbraten.

3. Mit natriumarmer Sojasauce würzen,
   Ingwer und Knoblauch.

Ernährungswerte (ungefähr):
Kalorien: Etwa 300 Kalorien
Protein: Ungefähr 18 g
Fett: Etwa 12 g
Kohlenhydrate: Etwa 25 g
Ballaststoffe: Ungefähr 8 g

Kochzeit: 15 Minuten.

Truthahn-Gemüse-Wrap:

Zutaten:

4 Unzen magere Putenscheiben

Vollkorn Wickel

Hummus

Geschnittene Paprika und Gurke

Anweisungen:

1. Hummus auf dem Wrap verteilen.

2. Mit Truthahn, Paprika usw. belegen
   Gurke.

3. Aufrollen und in zwei Hälften teilen.

Ernährungswerte (ungefähr):

Kalorien: Etwa 320 Kalorien

Protein: Ungefähr 25 g

Fett: Etwa 10 g

Kohlenhydrate: Etwa 30 g

Ballaststoffe: Ungefähr 6 g

Kochzeit: 10 Minuten.

Caprese-Salat mit Hühnchen:

Zutaten:

4 Unzen gegrillte Hähnchenbrust

Tomatenscheiben

Frische Mozzarellascheiben

Basilikumblätter

Balsamico-Glasur

Anweisungen:

1. Hähnchen grillen, bis es fertig ist.

2. Tomate, Mozzarella und Basilikum
   anrichten.

3. Mit gekochtem Hähnchen belegen.

4. Mit Balsamico-Glasur beträufeln.

Ernährungswerte(ungefähr):
Kalorien: Etwa 280 Kalorien

Protein: Ungefähr 25 g

Fett: Etwa 15 g

Kohlenhydrate: Etwa 10 g

Ballaststoffe: Ungefähr 2 g

Kochzeit:15 Minuten.

Pilz-Spinat-Quiche:

Zutaten:

Vollkorn-Kuchenboden

3 Eier

1 Tasse gehackte Pilze

Eine Handvoll frischer Spinat

1/2 Tasse fettarme Milch

Anweisungen:

1. Heizen Sie den Backofen auf 375 °F (190 °C) vor.

2. Eier und Milch in einer Schüssel vermischen.

3. Pilze und Spinat anbraten.

4. Gemüse in den Tortenboden geben, Ei hinzufügen Mischung hinzufügen und backen, bis sie fest ist.

Ernährungswerte (ungefähr):
Kalorien: Etwa 300 Kalorien

Protein: Ungefähr 15 g

Fett: Etwa 15 g

Kohlenhydrate: Etwa 25 g

Ballaststoffe: Ungefähr 5 g

Kochzeit: 30 Minuten.

Hähnchen-Gemüse-Kebabs:

Zutaten:

4 Unzen Hähnchenbrust, in Würfel geschnitten

Paprika, Kirschtomaten, Zucchini

Stücke

Olivenöl und Kräuter zum Marinieren

Anweisungen:

1. Hähnchen in Olivenöl und Kräutern
   marinieren.

2. Hähnchen und Gemüse darauf fädeln
   Spieße.

3. Grillen, bis das Huhn fertig ist.

Ernährungswerte (ungefähr):
Kalorien: Etwa 280 Kalorien
Protein: Ungefähr 20 g
Fett: Etwa 12 g
Kohlenhydrate: Etwa 15 g
Ballaststoffe: Ungefähr 4 g

Kochzeit: 15 Minuten.

Black Bean Bowl und Süßkartoffel:

Zutaten:

1/2 Tasse geröstete Süßkartoffelwürfel

1/2 Tasse schwarze Bohnen (aus der Dose, abgetropft)

Avocadoscheiben

Salsa zum Garnieren

Anweisungen:

1. Süßkartoffelwürfel weich rösten.

2. Mit schwarzen Bohnen vermischen und
mit belegten Avocadoscheiben.

3. Mit Sauce beträufeln.

Ernährungswerte (ungefähr):
Kalorien: Etwa 300 Kalorien
Protein: Ungefähr 10 g
Fett: Etwa 10 g
Kohlenhydrate: Etwa 45 g
Ballaststoffe: Ungefähr 12 g

Kochzeit: 25 Minuten.

Auberginen-Kichererbsen-Salat:

Zutaten:

1 Tasse geröstete Auberginenwürfel

1/2 Tasse gekochte Kichererbsen

Kirschtomaten, Gurke und rote Zwiebel

Zitronen-Tahini-Dressing

Anweisungen:

1. Auberginen goldbraun rösten.

2. Mit Kichererbsen, Tomaten,
   Gurke und rote Zwiebel.

3. Mit Zitronen-Tahini-Dressing beträufeln.

Ernährungswerte (ungefähr):
Kalorien: Etwa 320 Kalorien

Protein: Ungefähr 12 g

Fett: Etwa 15 g

Kohlenhydrate: Etwa 40 g

Ballaststoffe: Ungefähr 10 g

Kochzeit: 30 Minuten

DIABETIKER-FREUNDLICHES ABENDESSEN

Gebackener Zitronen-Kräuter-Lachs

Zutaten:

6 Unzen Lachsfilet

Zitronenscheiben

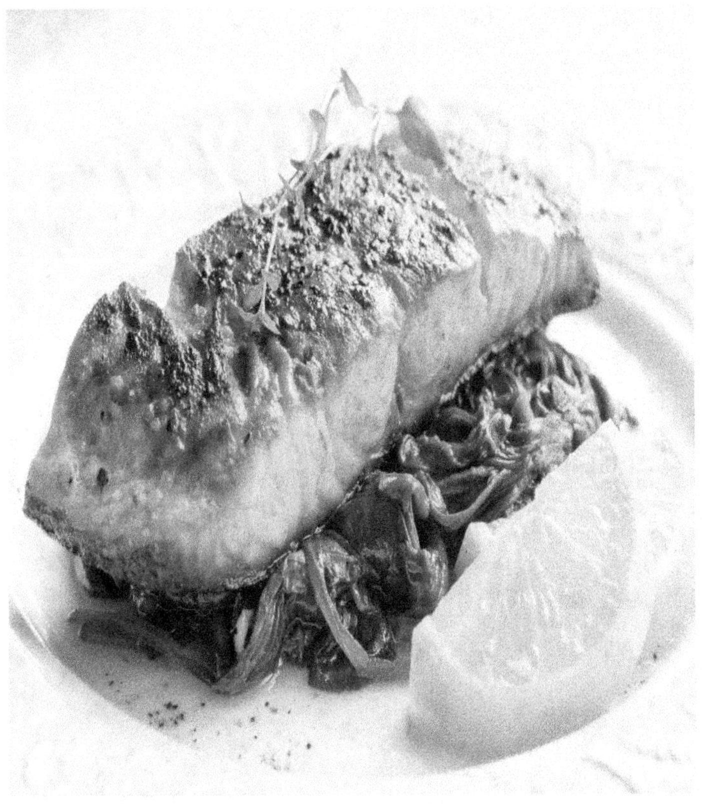

Olivenöl

Frische Kräuter, zB. Rosmarin und Thymian

Salz und Pfeffer würzen

Anweisungen:

1. Heizen Sie den Ofen auf 375 Grad vor
   Fahrenheit (190 Grad Celsius).

2. Den Lachs auf einem Backblech
   anrichten.

3. Mit Olivenöl beträufeln und dann darüber
   geben Zitronenscheiben und Kräuter.

4. Mindestens 15-20 Minuten backen, oder
   Bis der Fisch schuppt leicht.

Ernährungswerte:
Kalorien: Etwa 300 Kalorien
Protein: Etwa 25 g

Fett: Etwa 18 g

Kohlenhydrate: Etwa 2 g

Ballaststoffe: Etwa 1 g

Kochzeit: 20 Minuten.

Vegetarische, mit Quinoa gefüllte Paprika:

Zutaten:

Eine halbe Paprika

1 Tasse gekochte Quinoa

Schwarze Bohnen, Mais, gehackte Tomaten

Mexikanische Gewürze (Kreuzkümmel, Chilipulver)

Optional geriebener Käse

Anweisungen:

1. Heizen Sie den Ofen auf 175 Grad Celsius (350 °C) vor Grad Fahrenheit)

2. Quinoa, schwarze Bohnen, Mais, Tomaten und Gewürze in eine Rührschüssel geben.

3. Paprika mit Füllung füllen und backen für 25-30 Minuten.

4. Nach Belieben mit geriebenem Käse belegen und backen, bis es geschmolzen

ist.

Ernährungswerte: Kalorien: Etwa   250 Kalorien

Protein: Ungefähr 12 g

Fett: Ungefähr 8 g

Kohlenhydrate: Etwa 35 g

Ballaststoffe: Ungefähr 8 g

Kochzeit: 30 Minuten.

Gegrillte Hähnchen- und Gemüsespieße:

Zutaten:

6 Unzen gewürfelte Hähnchenbrust

Paprika, Kirschtomaten, Zucchini

Olivenöl und Kräuter marinieren

Anweisungen:

1. Marinieren Sie das Huhn in Olivenöl und
   Kräuter für 30 Minuten.

2. Hähnchen und Gemüse aufspießen.

3. Grillen, bis das Huhn fertig ist.

Ernährungswerte: Kalorien: Ungefähr 280
Kalorien. Protein: Ungefähr 20 g
Fett: Ungefähr 12 g
Kohlenhydrate: Ungefähr 15 g
Ballaststoffe: Ungefähr 4 g

Kochzeit: 15 Minuten.

Spaghettikürbis mit Puten-Bolognese:

Zutaten:

1 mittelgroßer Spaghettikürbis

8 Unzen gemahlener Truthahn

Tomatensauce (ohne Zuckerzusatz)

Knoblauch, Zwiebeln und Kräuter aus Italien

Anweisungen:

1. Den Spaghettikürbis rösten und
herausnehmen Stränge.

2. Den Truthahn in einer Pfanne darin
anbraten Knoblauch und Zwiebel.

3. Tomatensauce und Kräuter köcheln
lassen.

4. Die Truthahnsoße über die Spaghetti
geben, quetschen.

Ernährungswerte: Kalorien: Etwa   300
Kalorien

Protein: Ungefähr 22 g

Fett: Ungefähr 10 g

Kohlenhydrate: Etwa 30 g

Ballaststoffe: Ungefähr 8 g

Kochzeit: 45 Min.

Gefüllte Hähnchenbrust mit Pilzen und Spinat:

Zutaten:

6 Unzen Hähnchenbrust

Pilze, in Scheiben geschnitten

Spinat, frisch

Kräuter, Knoblauch, Olivenöl

Hühnerbrühe mit niedrigem Natriumgehalt

Anweisungen:

1. Heizen Sie den Ofen auf 375 Grad
Fahrenheit vor (190 Grad Celsius).

2. Pilze und Spinat mit Knoblauch anbraten
und Kräuter in einer Pfanne.

3. Machen Sie eine Tasche in die
Hähnchenbrust und Beladen Sie es mit
der Mischung.

4. 25-30 Minuten bei 350 °F backen.

Ernährungswerte:
Kalorien: Ungefähr 280 Kalorien. Protein:
Ungefähr 25 g
Fett: Ungefähr 12 g
Kohlenhydrate: Ungefähr 5 g
Ballaststoffe: Ungefähr 2 g

Kochzeit: 30 Minuten.

Kichererbsen-Gemüse-Curry:

Zutaten:

1 Tasse abgetropfte Kichererbsen aus der Dose

Gemüse (Blumenkohl, Karotten und Erbsen)

Curry Gewürze (Kurkuma, Kreuzkümmel und Koriander)

Leichte Kokosmilch

Zum Servieren brauner Reis

Anweisungen:

1. Gemischtes Gemüse mit Curry Gewürzen anbraten in einer Pfanne.

2. Kichererbsen und Kokosmilch köcheln lassen.

3: Mit gekochtem braunem Reis servieren.

Ernährungswerte: Kalorien: Etwa 320 Kalorien

Protein: Ungefähr 15 g

Fett: Ungefähr 10 g

Kohlenhydrate: Etwa 45 g

Ballaststoffe: Ungefähr 10 g

Kochzeit: 25 Minuten.

Zitronen-Knoblauch-Garnelen   mit Quinoa:

Zutaten:

6 Unzen geschälte und entdarmte Garnelen

1 Tasse gekochter Quinoa, Zitronensaft, Knoblauch,

Olivenöl

Mit frischer Petersilie garnieren

Anweisungen:

1. Garnelen in Olivenöl mit Knoblauch anbraten.

2. Kochen, bis die Garnelen rosa sind, dann
Zitrone Saft hinzufügen.

3. Mit Petersilie garnieren und servieren
gekochte Quinoa.

Nährwerte: Kalorien: ca. 250 Kalorien

Protein: ca. 20 g

Fett: ca. 10 g

Kohlenhydrate: ca. 20 g

Ballaststoffe: ca. 20 g

Kochzeit: 15 Minuten.

Margherita-Pizza mit Blumenkohl Kruste:

Zutaten:

Blumenkohl-Pizzaboden (gekauft oder selbstgemacht)

Tomatensauce (ohne Zuckerzusatz)

Scheiben frischer Mozzarella, Tomate und Basilikum

Olivenöl darüber träufeln

Anweisungen:

1. Den Backofen entsprechend der Kruste vorheizen Rezept.

2. Die Kruste mit Tomatensauce bedecken.

3. Mozzarella, Tomate und Basilikum
anrichten auf einem Teller.

4. Mit Olivenöl beträufeln und 10 Minuten
backen Minuten oder bis der Käse
schmilzt.

Ernährungswerte: Kalorien: Etwa 280
Kalorien
Protein: Ungefähr 15 g
Fett: Ungefähr 15 g
Kohlenhydrate: Etwa 20 g
Ballaststoffe: Ungefähr 5 g

Kochzeit: 15 Minuten.

Teriyaki-Puten-Brokkoli-Pfanne:

Zutaten:

8 Unzen gemahlener Truthahn

Brokkoliröschen

Teriyaki-Sauce (natriumarm)
Knoblauch und Ingwer für den Geschmack

Zum Servieren brauner Reis

Anweisungen:

1. Den Truthahn in einer Pfanne darin
   Anbraten Ingwer und Knoblauch.

2. Den Brokkoli unterrühren, bis er weich
   ist.

3. Die Teriyaki-Sauce dazugeben und ziehen
   lassen kochen.

4. Mit geriebenem braunem Reis servieren
   gekocht.

Ernährungswerte: Kalorien: Etwa 300
Kalorien

Protein: Ungefähr 20 g

Fett: Ungefähr 12 g

Kohlenhydrate: Etwa 30 g

Ballaststoffe: Ungefähr 5 g

Kochzeit: 20 Minuten.

Eier Gebratener Blumenkohl Reis mit Tofu:

Zutaten:

1 Tasse Blumenkohlreis

1/2 Tasse gewürfelter fester Tofu

Gemüse (Erbsen, Karotten und Mais)

Sesamöl, Sojasauce

Frühlingszwiebeln zur Dekoration

Anweisungen:

1. Tofu kochen, bis er braun ist, dann
   beiseite stellen.

2. Blumenkohlreis und anderes anbraten
   Gemüse im Wok.

3. Tofu, Sojasauce und Sesamöl einrühren.

4. Nach Belieben mit Zwiebeln garnieren.

Ernährungswerte:

Kalorien: Etwa 250 Kalorien

Protein: Ungefähr 15 g

Fett: Ungefähr 10 g

Kohlenhydrate: Etwa 25 g

Ballaststoffe: Ungefähr 8 g

Kochzeit: 15 Minuten.

DIABETIKER-FREUNDLICHE SNACKS

Griechischer Joghurt perfekt

Zutaten:

1/2 Tasse ungesüßter griechischer Joghurt

1/4 Tasse Beerenmischung (Erdbeeren, Blaubeeren)

1 Teelöffel Chiasamen

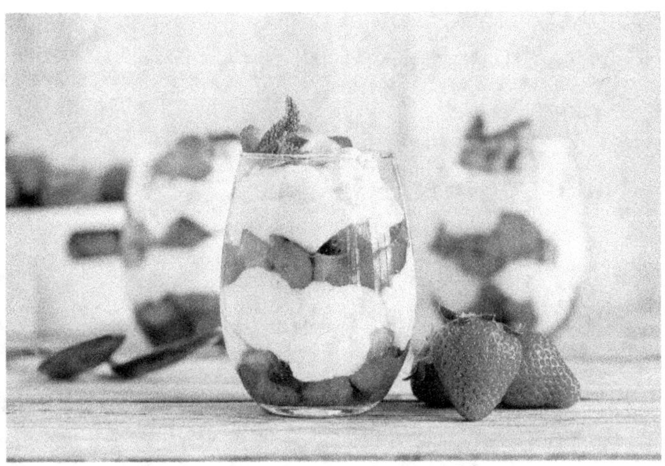

1 EL gehackte Nüsse (Mandeln oder Walnüsse)

Anweisungen:

1. In einer Schüssel griechischen Joghurt Schichten.

2. Beeren und Chiasamen unterrühren.

3. Mit gehackten Nüssen garnieren.

Ernährungswerte:

Kalorien: Etwa 150 Kalorien

Protein: Ungefähr 10 g

Fett: Ungefähr 8 g

Kohlenhydrate: Etwa 12 g

Ballaststoffe: Ungefähr 5 g

Kochzeit : 5 Minuten.

Gemüsesticks mit Hummus

Zutaten:

Gurken- und Karottenstifte

2 EL. Hummus (fettarm)

Anweisungen:

1. Machen Sie Karotten- und Gurkensticks.

2. Mit Hummus als Beilage zum Dippen
   servieren.

Ernährungswerte:

Kalorien: Etwa 100 Kalorien

Protein: Ungefähr 4 g

Fett: Ungefähr 6 g

Kohlenhydrate: Etwa 10 g

Ballaststoffe: Ungefähr 4 g

Kochzeit: 10 Minuten.

Hartgekochte Eier mit Avocado:

Zutaten:

2 Eier, hartgekocht

1/2 geschnittene Avocado

Salz und Pfeffer würzen

Anweisungen:

1. Hartgekochte Eier auf einer Platte
   anrichten Scheiben.

2. Mit geschnittener Avocado als Beilage
   servieren.

3. Mit Salz und Pfeffer abschmecken.

Ernährungswerte:

Kalorien: Etwa 200 Kalorien

Protein: Ungefähr 14 g

Fett: Ungefähr 14 g

Kohlenhydrate: Etwa 6 g

Ballaststoffe: Ungefähr 5 g

Kochzeit: 15 Minuten.

Schüssel mit Hüttenkäse und Ananas:

Zutaten:

1/2 Tasse Hüttenkäse (fettarm)

1/2 Tasse frische Ananasstücke

Optional mit Zimt bestreuen

Anweisungen:

1. Den Hüttenkäse in eine Schüssel geben.

2. Mit Ananasstücken garnieren.

3. Nach Belieben mit Zimt bestreuen.

Ernährungswerte:

Kalorien: Etwa 150 Kalorien

Protein: Ungefähr 15 g

Fett: Ungefähr 2 g

Kohlenhydrate: Etwa 20 g

Ballaststoffe: Ungefähr 2 g

Kochzeit: 5 Minuten.

Mandel-Beeren-Smoothie

Zutaten:

1/4 Tasse gemischte Beeren (Erdbeeren, Himbeeren)

1/2 Tasse ungesüßte Mandelmilch
1 EL. Mandelbutter

Optional (Eiswürfel)

Anweisungen:

1. In einem Mixer die Mandelmilch vermischen, Beeren und Mandelbutter glatt rühren.

2. Falls gewünscht, Eiswürfel hinzufügen.

Ernährungswerte:

Kalorien: Etwa 180 Kalorien

Protein: Ungefähr 6g

Fett: Ungefähr 12 g

Kohlenhydrate: Ungefähr 15 g

Ballaststoffe: Ungefähr 4 g

Kochzeit: 5 Minuten.

Geröstete Kichererbsen:

Zutaten:

1 Tasse gewaschene und abgetropfte Kichererbsen aus der Dose

1 Teelöffel Olivenöl

Gewürze (Paprika, Kreuzkümmel, Knoblauchpulver)

Anweisungen:

1. Heizen Sie den Ofen auf 400 Grad vor
   Fahrenheit (200 Grad Celsius).

2. Kichererbsen, Olivenöl usw. vermischen
   Gewürze in eine Rührschüssel geben.

3. 20–25 Minuten backen oder bis es
   knusprig ist.

Ernährungswerte:

Kalorien: Etwa 180 Kalorien

Protein: Ungefähr 7 g

Fett: Ungefähr 7 g

Kohlenhydrate: Etwa 25 g

Ballaststoffe: Ungefähr 7 g

Kochzeit: 25 Min.

Käse- und Vollkorncracker:

Zutaten:

1 Unze fettarmer Käse (entweder Cheddar oder Mozzarella)

10 Vollkorncracker

Anweisungen:

1. Den Käse in Stücke schneiden.

2. Mit Vollkorn Crackern servieren.

Ernährungswerte:

Kalorien: Etwa 200 Kalorien

Protein: Ungefähr 10 g

Fett: Ungefähr 8 g

Kohlenhydrate: Etwa 20 g

Ballaststoffe: Ungefähr 3 g

Kochzeit: 5 Minuten.

Erdnussbutter-Apfelscheiben:

Zutaten:

1 mittelgroß geschnittener Apfel

2 EL. natürliche Erdnussbutter

Anweisungen:

1. Den Apfel schälen und in Spalten
   schneiden.

2. Jede Scheibe mit Erdnussbutter
   bestreichen.

Ernährungswerte:

Kalorien: Etwa 200 Kalorien

Protein: Ungefähr 6g

Fett: Ungefähr 10 g

Kohlenhydrate: Etwa 25 g

Ballaststoffe: Ungefähr 5 g

Kochzeit: 5 Minuten.

Kirschtomaten-Mozzarella-Spieße:

Zutaten:

Kirschtomaten

Frische Mozzarella-Kugeln

Basilikumblätter

Mit Balsamico-Glasur beträufeln

Anweisungen:

1. Spieße mit Kirschtomaten bestücken,
   Mozzarella und Basilikum.

2. Mit einem Schuss Balsamico-Glasur
   abschließen.

Ernährungswerte:

Kalorien: Etwa 150 Kalorien

Protein: Ungefähr 8 g

Fett: Ungefähr 10 g

Kohlenhydrate: Ungefähr 5 g

Ballaststoffe: Ungefähr 1 g

Kochzeit: 10 Minuten.

Mit dunkler Schokolade überzogene Mandeln:

Zutaten:

1 Unze (70 % Kakao) dunkle Schokolade

1/4 Tasse gehobelte Mandeln

Anweisungen:

1. In einer mikrowellengeeigneten Schüssel
   die dunkle Masse schmelzen Schokolade.

2. Tauchen Sie die Mandeln in die
   geschmolzene Masse Schokolade.

3. Zum Abkühlen und Festwerden beiseite
   stellen

Ernährungswerte:

Kalorien: Etwa 200 Kalorien

Protein: Ungefähr 6g

Fett: Ungefähr 15 g

Kohlenhydrate: Ungefähr 15 g

Ballaststoffe: Ungefähr 4 g

Kochzeit:15 Minuten.

DIABETIKER-FREUNDLICHE DESSERTS

Gebackene Zimtäpfel:

Zutaten:

2 mittel kernige Äpfel

1 EL Zimt

1 Esslöffel Walnüsse, gehackt

1 Teelöffel (optional) Honig

Anweisungen:

1. Heizen Sie den Ofen auf 375 Grad vor
   Fahrenheit (190 Grad Celsius).

2. Ordnen Sie die geschälten Äpfel in einem
   Backblech an Tablet.

3. Mit Zimt und Walnüssen garnieren.

4. Nach Belieben mit Honig beträufeln.

5. 20-25 Minuten backen, oder bis der Teig
   Die Äpfel sind weich.

Ernährungswerte:

Kalorien: Etwa 150 Kalorien
Protein: Ungefähr 1 g

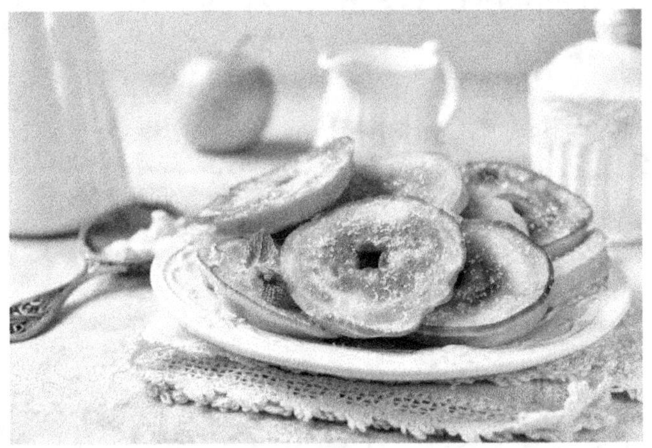

Fett: Ungefähr 3 g

Kohlenhydrate: Etwa 30 g

Ballaststoffe: Ungefähr 5 g

Kochzeit: 25 Minuten.

Chia-Samen-Pudding mit Beeren:

Zutaten:

2 Teelöffel Chiasamen

1/2 Tasse Mandelmilch, ungesüßt
Erdbeeren und Blaubeeren gemischt

Anweisungen:

1. In einer Rührschüssel Chiasamen
   vermischen und vermengen Mandelmilch.

2. Mindestens 2 Stunden oder über Nacht
   kalt stellen.

3. Vor dem Servieren mit gemischten Beeren
   bestreuen.

Ernährungswerte:

Kalorien: Etwa 120 Kalorien

Protein: Ungefähr 4 g

Fett: Ungefähr 6 g

Kohlenhydrate: Etwa 15 g

Ballaststoffe: Ungefähr 8 g

Kochzeit: 5 Minuten (plus Abkühlzeit).

Joghurt Parfait mit Nüssen und Beeren:

Zutaten:

1/2 Tasse ungesüßter griechischer Joghurt

1/4 Tasse Beeren, gemischt

1 Esslöffel Mandeln, gehackt

1 Teelöffel (optional) Honig

Anweisungen:

1. In ein Glas griechischen Joghurt
   Schichten.

2. Die gemischten Beeren und Mandeln
   unterrühren.

3. Nach Belieben mit Honig beträufeln.

Ernährungswerte:

Kalorien: Etwa 180 Kalorien

Protein: Ungefähr 10 g

Fett: Ungefähr 8 g

Kohlenhydrate: Etwa 20 g

Ballaststoffe: Ungefähr 4 g

Kochzeit: 5 Minuten.

Gebackene Birnen mit Zimt und Ricotta:

Zutaten:

2 mittelgroße halbierte Birnen

1 TL Zimt

2 EL (fettarmer) Ricotta-Käse

Anweisungen:

1. Heizen Sie den Ofen auf 375 Grad vor

Fahrenheit (190 Grad Celsius).

2. Die Birnenhälften auf einem Backblech
   anordnen.

3. 20 Minuten backen, dann mit bestreuen
   Zimt.

4. Vor dem Servieren mit einem Klecks
   davon belegen Ricotta.

Ernährungswerte:

Kalorien: Etwa 160 Kalorien

Protein: Ungefähr 3 g

Fett: Ungefähr 4 g

Kohlenhydrate: Etwa 30 g

Ballaststoffe: Ungefähr 6 g

Kochzeit:20 Minuten.

Mit dunkler Schokolade überzogene Erdbeeren

Zutaten:

6 mittelgroße Erdbeeren

1 Unze (70 % Kakao) dunkle Schokolade

Anweisungen:

1. In einer mikrowellengeeigneten Schüssel die dunkle Masse schmelzen Schokolade.

2. Jede Erdbeere mit geschmolzener Schokolade bestreichen.

3. Auf ein Stück Pergamentpapier legen .

Ernährungswerte:

Kalorien: Etwa 120 Kalorien

Protein: Ungefähr 2 g

Fett: Ungefähr 6 g

Kohlenhydrate: Etwa 15 g

Ballaststoffe: Ungefähr 4 g

Kochzeit: 10 Minuten.

Mit Zimt gebackene Bananen:

Zutaten:

2 mittelgroße Bananenscheiben

1 Teelöffel Zimt

1 Teelöffel gehackte Pekannüsse

Anweisungen:

1. Heizen Sie den Ofen auf 375 Grad vor
   Fahrenheit (190 Grad Celsius).

2. Ein Backblech mit Bananenscheiben
   auslegen.

3. Mit Zimt und ggf. Nüssen garnieren
   gewünscht.

4. 15-20 Minuten backen, oder bis der Teig
   Die Bananen sind goldbraun.

Ernährungswerte:

Kalorien: Etwa 130 Kalorien

Protein: Ungefähr 2 g

Fett: Ungefähr 5 g

Kohlenhydrate: Etwa 25 g

Ballaststoffe: Ungefähr 3 g

Kochzeit: 20 Min.

Gefrorene Beeren-Joghurt-Häppchen

Zutaten:

1/2 Tasse ungesüßter griechischer Joghurt

Beeren (Blaubeeren und Himbeeren)

1 EL Honig (optional).

Anweisungen:

1. Kombinieren Sie nach Belieben griechischer Joghurt und Honig.

2. Löffelweise auf ein mit Backpapier ausgelegtes Tablett legen Pergamentpapier.

3. Zu jedem Löffel ein paar Beeren hinzufügen.

4. Für mindestens 2 Stunden in den Gefrierschrank stellen.

Ernährungswerte:

Kalorien: Etwa 100 Kalorien

Protein: Ungefähr 6g

Fett: Ungefähr 3 g

Kohlenhydrate: Etwa 15 g

Ballaststoffe: Ungefähr 2 g

Kochzeit: 10 Minuten (plus Gefrierzeit).

Mandelmehl-Schokoladenkekse

Zutaten:

1/4 Tasse dunkle Schokoladenstückchen

1 Tasse Mandelmehl

1/4 Tasse geschmolzenes Kokosöl

1 Esslöffel Ahornsirup

Anweisungen:

1. Heizen Sie den Ofen auf 350 Grad vor
   Fahrenheit (175 Grad Celsius).

2. Mandelmehl, Schokoladenstückchen,
   geschmolzenes Kokosöl und Ahornsirup
   in einem Rührschüssel.

3. Löffelweise auf einem Backblech
   verteilen.

4. Im Ofen 10-12 Minuten lang erhitzen,
   oder bis es goldbraun ist.

Ernährungswerte

Kalorien: Etwa 120 Kalorien (pro Keks)

Protein: Ungefähr 2 g

Fett: ca. 9 g

Kohlenhydrate: ca. 9 g

Ballaststoffe: ca. 2 g

Kochzeit: 12 Min.

Kokosnuss- und Beeren-Chia-Eis am Stiel:

Zutaten:

2 Teelöffel Chiasamen

1/2 Tasse ungesüßte Kokosmilch

Erdbeeren und Blaubeeren gemischt

Anweisungen:

1. Chiasamen und Kokosmilch vermischen.

2. Die Eis am Stiel-Formen zur Hälfte mit China füllt Mischung und Obst.

3. Mindestens 4 Stunden in den Gefrierschrank stellen.

Ernährungswerte:

Kalorien: Etwa 80 Kalorien (pro Eis am Stiel)
Protein: Etwa 2 g
Fett: Etwa 5 g
Kohlenhydrate: Etwa 10 g
Ballaststoffe: ca. 4 g

Kochzeit: 10 Minuten (plus Gefrierzeit).

Gebackene Haferflocken Becher mit Kürbisgewürz

Zutaten:

2 Tassen Haferflocken

1/2 Tasse pürierter Kürbis

1 Teelöffel Kürbisgewürz

1/4 Tasse gehackte Nüsse (Walnüsse oder Pekannüsse)

Anweisungen:

1. Heizen Sie den Ofen auf 350 Grad vor
   Fahrenheit (175 Grad Celsius).

2. Haferflocken, Kürbispüree, Nüsse usw.
   vermischen Kürbisgewürz in eine
   Rührschüssel geben.

3. Die Mischung auf die Muffins verteilen
   Tassen.

4. 20 Minuten backen oder bis der Käse
   fertig ist geschmolzen.

Ernährungswerte:

Kalorien: Etwa 150 Kalorien (pro Tasse)

Protein: Etwa 5 g

Fett: Etwa 5 g

Kohlenhydrate: Etwa 20 g

Ballaststoffe: ca. 4 g

Kochzeit: 20 Minuten.

ABSCHLUSS

Zum Abschluss des „Diabetiker-Kochbuchs für Anfänger begeben wir uns auf eine Reise, die über Rezepte hinausgeht – es geht darum, Ihnen zu ermöglichen, durch bewusste Entscheidungen und leckere Diabetes freundliche Mahlzeiten Verantwortung für Ihre Gesundheit zu übernehmen.

In diesem Buch haben wir Diabetes entmystifiziert und uns mit seiner Definition, seinen Typen und dem feinen Tanz des Insulins in unserem Körper befasst. Wir haben die entscheidende Funktion der Ernährung besprochen und dabei

Vollwertkost, ausgewogene Mahlzeiten und die Bedeutung der Portionskontrolle hervorgehoben. Lebensstil Aspekte wie regelmäßige körperliche Aktivität, Stressbewältigung und angemessener Schlaf wurden als entscheidende Komponenten eines umfassenden Ansatzes zur Diabeteskontrolle hervorgehoben.

Erinnern Sie sich am Ende dieses Kapitels an die Begriffe, die unsere Reise widerspiegeln: Ausgewogenheit, Abwechslung, Beständigkeit und Feier. Ausgewogene Mahlzeiten, die Integration einer Reihe nährstoffreicher Lebensmittel, konstante Anstrengungen und die Freude an jeder Errungenschaft – ob groß oder klein – sind die Grundpfeiler eines gesünderen Lebensstils.

In diesem Kochbuch geht es nicht nur um Rezepte; es ist ein Leitfaden zum Aufbau von Verhaltensweisen, die Ihr Wohlbefinden steigern. Egal, ob Sie ein kulinarischer Neuling oder ein erfahrener Koch sind, Sie verfügen über die Werkzeuge, um leckere Mahlzeiten zuzubereiten, die Ihren Gesundheitszielen entsprechen.

Genießen Sie also die Freude am Kochen, probieren Sie die Aromen verschiedener Ernährungsgewohnheiten und freuen Sie sich über die Siege auf dem Weg dorthin. Ihre Gesundheit ist eine Reise, kein Ziel, und jeder Schritt, den Sie unternehmen, ist ein Zeugnis Ihres Engagements für ein robustes und sinnvolles Leben. Auf Ihrem Weg zu einem besseren, glücklicheren Ich!